Dr H. CHALENDAR

Des Égragopiles

ou

Tumeurs pileuses de l'Estomac

LYON. — IMP. A. REY

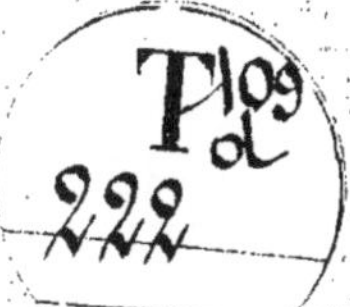

DES ÉGRAGOPILES

OU

TUMEURS PILEUSES DE L'ESTOMAC

DES ÉGRAGOPILES

OU

TUMEURS PILEUSES DE L'ESTOMAC

PAR

Le Dr H. CHALENDAR

LYON
A. REY & Cie, IMPRIMEURS-ÉDITEURS DE L'UNIVERSITÉ
4, RUE GENTIL, 4

1904

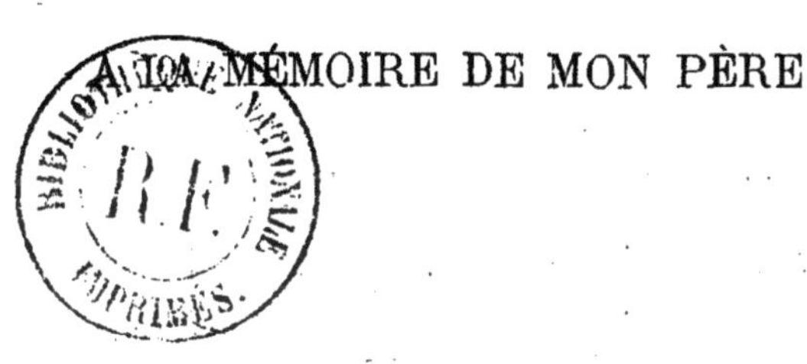

A LA MÉMOIRE DE MON PÈRE

A MA MÈRE

Je dédie ce travail en faible témoignage de ma profonde affection et de ma sincère reconnaissance.

A TOUS MES PARENTS ET AMIS

A mon Président de Thèse

MONSIEUR LE PROFESSEUR MAURICE POLLOSSON

Professeur de Médecine opératoire,
Chirurgien de l'Hôtel-Dieu.

A M. LE PROFESSEUR-AGRÉGÉ SIRAUD

M. le professeur Maurice Pollosson a bien voulu accepter la présidence de cette thèse. Qu'il reçoive, avec nos remerciements, le témoignage de notre profonde sympathie.

Si ce modeste travail peut avoir quelque intérêt, c'est à l'inspiration de M. le professeur agrége Siraud que nous le devrons. Nous tenons à lui exprimer notre entière gratitude pour tout l'intérêt qu'il nous a porté et sa bienveillance toujours constante à notre égard.

Nous ne saurions terminer nos études sans adresser à nos professeurs et maîtres des Hôpitaux et de la Faculté l'hommage de notre reconnaissance pour leur sage enseignement, et assurer nos camarades et amis d'un affectueux souvenir.

DES ÉGRAGOPILES

OU

TUMEURS PILEUSES DE L'ESTOMAC

INTRODUCTION

Depuis longtemps l'étude des corps étrangers de l'estomac est entrée dans le domaine de la chirurgie, et nombreux sont les cas où on a eu à extraire de la cavité stomacale différents objets tels que cuillers, fourchettes, couteaux, pièces de monnaie, etc...

Ces corps étrangers, arrêtés dans le viscère stomacal, ont pu franchir le canal œsophagien, mais, insolubles dans le suc gastrique, ils sont trop volumineux ou trop irréguliers pour franchir le pylore.

Aussi, au mois de novembre 1901, l'attention de la Société de Chirurgie de Paris était-elle attirée, à la suite d'une observation ancienne de M. le professeur Le Dentu et une autre plus récente du professeur Kallionzis (d'Athènes), sur l'extrême tolérance de l'estomac à l'égard de ces divers corps étrangers.

Mais, jusqu'alors, il n'avait pas encore été question d'une nouvelle variété de corps étrangers, variété peu connue en France où on n'en a relaté que quelques cas, mais plus connue à l'étranger où il a été permis de signaler quelques observations.

Nous voulons parler des tumeurs pileuses (égragopiles)[1] trouvées dans l'estomac au cours de certaines gastrotomies et publiées dans les journaux étrangers, tumeurs qui feront l'objet de notre étude.

Cette variété de tumeurs étant mal définie au point de vue tant symptomatique que diagnostique, nous tâcherons, en relatant les cas typiques qu'il nous a été donné de recueillir, d'en faire une étude d'ensemble qui nous permette de mieux les reconnaître, si possible, dans l'avenir.

Le terme égragopile, issu des deux mots grecs αιγαγρος, chèvre sauvage, et πιλος, balle de laine, désigne « les pelotes de poils entrelacés et comme feutrées se formant parfois dans l'estomac et l'intestin de plusieurs mammifères ruminants ou solipèdes et provenant de poils que ces animaux entraînent avec leur langue en léchant leur pelage ».

Cette définition de Laboulmène, une des meilleures qui aient été données sur ce genre de tumeurs, ne parle pas de l'existence de ces tumeurs dans l'espèce humaine ; nous y ajouterons donc que l'homme peut, dans certaines conditions et sous certaines influences, présenter dans son tube digestif des tumeurs formées par des poils, des cheveux ou des fibres végétales.

Et d'ores et déjà, pour plus de précision dans notre étude, nous n'admettrons par le terme égragopile que les tumeurs formées en tout ou partie de cheveux ou de poils.

[1] Les égragopiles s'appellent encore « bizoards d'Allemagne »; on les désigne encore sous le nom de trichobézoards, de θριξ, cheveu ; bézoard signifie en espagnol concrétion calculeuse.

De plus, comme notre étude de semblables tumeurs s'applique spécialement à l'espèce humaine, nous signalerons, uniquement pour mémoire, l'existence de semblables tumeurs chez les animaux.

En effet, quelques animaux sont souvent victimes de semblables accidents : les chevaux, les bœufs, les moutons, en se léchant, arrachent leurs poils qu'ils avalent et se créent ainsi d'énormes corps étrangers dans l'estomac ; tous les vétérinaires connaissent cette bizarre affection.

CHAPITRE PREMIER

FAITS CLINIQUES

Le 11 novembre 1898, M. F. Cathelin présentait à la Société anatomique de Paris un gros égragopile trouvé à l'autopsie d'un ruminant soumis à certaines expériences, et rapportait à ce sujet le cas d'une semblable tumeur trouvée dans l'estomac de l'homme par le Dr Baudamant, chirurgien à Cayenne, vers 1779.

Malheureusement le cas était vieux de plus d'un siècle, et quelques personnes émirent des doutes sur l'authenticité de l'observation très bien recueillie du Dr Baudamant.

Il est, en effet, un point très curieux de l'existence et de l'évolution de semblables tumeurs, c'est l'ignorance, qu'elles nous laissent durant toute une vie, ne nous permettant souvent de poser un diagnostic assuré qu'au moment de l'autopsie. Bien que ces tumeurs puissent atteindre d'énormes proportions, leur présence passe en effet le plus souvent inaperçue et du malade et du médecin ; elles n'apportent aucune gêne dans le mécanisme des fonctions digestives et intestinales, ne se révèlent à l'extérieur par aucun symptôme appréciable ; ce sont, comme nous le disions il y a un moment, de « véritables trouvailles d'autopsie ».

D'autre part, elles n'ont pas un siège électif et elles peuvent résider soit uniquement dans l'estomac, soit dans l'estomac et le duodénum, quelquefois même dans le duodénum et le jéjunum, ce qui nous obligera à placer les divers cas dans des subdivisions spéciales.

Nous nous proposons donc de distinger les égragopiles insoupçonnés trouvés seulement à l'autopsie, des tumeurs pileuses observées pendant la vie, observées mais non diagnostiquées, et dont quelques-unes furent opérées.

Le premier groupe de faits « les trouvailles d'autopsie » est le plus pauvre, car les recherches bibliographiques de M. P. Cathelin n'ont fourni que quatre observations auxquelles nous ajouterons celles de M. Mériel, publiées il y a déjà une dizaines d'années.

1. *Cas de Buckwill*[1]. — Homme, vingt-deux ans, épileptique et maniaque, mort de péritonite. A l'autopsie, perforation de l'estomac de la dimension d'un shilling, au niveau de la petite courbure. Dans l'estomac, masse pesant 4 livres, composée de poils, deficelles, de fibres de coco.

2. *Cas de Poland*[2]. — Femme, dix-huit ans, morte de péritonite. En ouvrant l'estomac, tumeur formée par une grosse masse de cheveux et de ficelle dont un mince prolongement avait franchi le pylore. Cheveux longs et noirs avec particules alimentaires mélangées. Longueur 6 pouces ; largeur 2 1/2 ; épaisseur 3 et

[1] Buckwill, cité par Poland.

[2] Poland, *Pathol.*, *transac.*, 1851-1852, p. 327.

3 3/4 de pouces. Une masse analogue occupait la portion duodéno-jéjunale : longueur 14 pouces; largeur 1/4; épaisseur 2 1/2.

3. *Cas de Juman*[1]. — Femme, trente-quatre ans. A l'autopsie, estomac rempli de cheveux agglutinés en une seule masse occupant toute la surface de l'estomac distendu. La malade avait l'habitude de recueillir ses cheveux sur son peigne matin et soir et elle les avalait.

4. *Cas de Cobbold*[2]. — Homme, dix-huit ans, idiot et épileptique. A l'autopsie, estomac énormément dilaté par une boule formée de cheveux, de fibres de coco et de poils de cheveux.

5. *Cas de Mériel*[3]. — Femme, cinquante-six ans, venue de l'asile d'aliénés. Avant l'ouverture du cadavre, l'épigastre et l'hypocondre gauche sont soulevés par une masse arrondie dure et du volume des deux poings. Le ventre ouvert, on constate que cette tumeur siège dans l'estomac qui est dilaté et divisé en plusieurs poches.

Cette disposition est en rapport avec l'existence dans la cavité du viscère de cinq amas de poils, gros chacun comme une petite pomme, feutrés et agglutinés par une sorte de ciment fourni, selon toute apparence, par le suc gastrique et les matières alimentaires.

De plus, adhérence généralisée de tout le paquet intestinal accolé, circonvolution à circonvolution, et

[1] Juman, *Med. Times*, 1869, t. II, p. 6.
[2] Cobbold, *J. Ment. de Londres*, 1886, XXXII, p. 52-56.
[3] Meriel, *Gaz. méd. chirurg. de Toulouse*, 1893, n° 1, p. 3.

adhérence sur uneassez grande étendue du péritoine pariétal.

La deuxième catégorie de faits se rapporte à cent observés pendant la vie, mais dont la véritable nature n'a pu être reconnue qu'à l'opération ou l'autopsie.

A. Tumeurs gastriques pures

1. *Cas de Ritchie*[1]. — Femme, vingt et un ans, météorisme abdominal, vomissements alimentaires. Symptômes d'obstruction intestinale. Tumeur perçue à gauche de l'ombilic, empiétant dans les deux hypocondres et présentant tellement l'apparence du foie qu'elle fut prise pour cet organe. A l'autopsie, tumeur gastrique, du poids de 21 onces, formée de pelotes de cheveux de femme. Ulcération de l'estomac au-dessus de la tumeur. Epaississement du pylore ; distension considérable du petit intestin et inflammation étendue de l'épiploon, mésentère et péritoine. Bassin rempli de matières fécales.

2. *Cas de George May Jun*[2]. — Femme, vingt-six ans. Trois jours avant l'examen de l'auteur avait commencé à souffrir dans la région de l'hypocondre gauche et avait remarqué un gonflement dur près de l'ombilic.

La tumeur occupait la situation de l'estomac dis-

[1] Ritchie, *Medico-chirurg. Soc. of Edinburg*, XXXVIII session, 1899.

[2] G. May Jun, *Assoc. med. Journal*, Londres, 1855.

tendu, dure, à bords nets et arrondis, légèrement mobile, mais cette mobilisation était rendue douloureuse par des adhérences partielles à la paroi abdominale. Bientôt apparurent amaigrissement, vomissements, diarrhée, épuisement qui emporta la malade. A l'examen *post mortem :* estomac adhérent à la paroi abdominale et tumeur constituée par une masse de cheveux unis par du mucus, mesurant 20 pouces dans son plus grand diamètre et 12 dans son plus petit et pesant 36 onces. Depuis l'âge de quatre ans la malade avalait ses cheveux ; et plusieurs médecins la soignaient pour des affections de l'estomac, du foie et du pancréas. May pensa à une tumeur gastrique d'après la situation et d'après l'existence d'un espace sonore entre la tumeur et le foie.

3 *Cas de Best*[1]. — Femme, trente ans. Au premier examen, violentes douleurs dans la région de l'estomac, vomissements, diarrhée, prostration et suppression des règles depuis quelques années : on sent au toucher une tumeur épigastrique de forme globuleuse, dure, mais non douloureuse au toucher, très mobile et pouvant être repoussée en haut, sous les côtes. Les mouvements imprimés à la tumeur occasionnent douleurs et vomissements ; selles aqueuses.

Puis, douleurs gastriques, vomissements et diarrhée. On pense à un cancer de l'estomac. Meurt de péritonite. A l'autopsie, liquide intra-péritonéal fortement coloré et contenant du brandy pris quelques heures avant par la malade. Estomac adhérent à la paroi. En

[1] Bost, *British med. Journ* , London, 1869, I, 630-631.

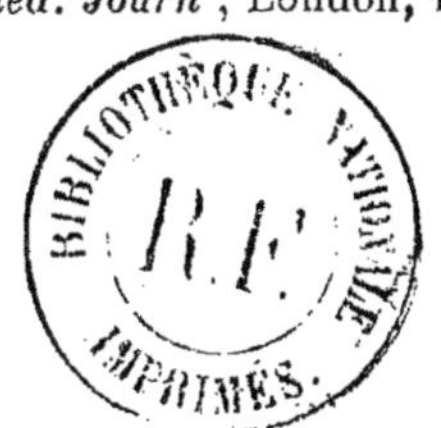

ouvrant celui-ci, tumeur noire, recouverte de cheveux, pesant 30 onces. Les cheveux qui la composent étaient de la même nuance que ceux de la malade. Les parents savaient qu'elle mangeait ses cheveux.

4. *Cas de Russel*[1]. — F.., trente et un ans. Graves hématémèses, grosse tumeur abdominale prise pour hypertrophie splénique. A l'autopsie, tumeur constituée par des cheveux et qui a fait prendre à l'estomac une position verticale, le pylore étant tourné vers le bassin. La tumeur pèse 4 livres 7 onces et mesure 12 pouces de long, 5 de large et 4 d'épaisseur. Sur la courbure de l'estomac, petite ulcération. La tumeur avait apparu vers l'âge de quatorze ans.

5. *Cas de Schönhorn*[2]. — F..., quinze ans, nerveuse, anémique. Depuis deux ans, troubles gastriques, vomissements. Tumeur flottante dans la moitié gauche de l'abdomen ; sa mobilité était telle qu'en comprimant les fausses côtes, la tumeur descendait à 3 centimètres au-dessous de l'ombilic. Diagnostic : tumeur de la rate, rein mobile (Naunyn). Laparotomie démontre tumeur gastrique qui est enlevée. Elle se composait de cheveux courts que la malade avoua avoir avalés il y a quatre ans « dans l'idée de se faire une belle voix ». Poids : 281 grammes, 13 centimètres de long, 10 de large et 6 d'épaisseur. La coloration de la tumeur est noire, bien que la malade soit blonde.

[1] John Russel, *The medical Times* (1869, 29 juin).

[2] Schönhorn, *Arch. f. klin. Chir. v. Langenbeck*, 1883, Bd. XXIX, p. 609-611..

Cette coloration est due aux préparations de fer absorbées par la malade pour sa chlorose.

6. *Cas de Berg*[1]. — F..., vingt-six ans. Gastrotomie pour tumeur pileuse pesant 900 grammes, moulée exactement sur l'estomac. Guérison. On avait porté le diagnostic de tumeur de l'épiploon.

7. *Cas de K. Thornton*[2]. — F..., dix-huit ans. Diagnostic : tumeur de l'estomac, gastrotomie égragopile ayant la forme de l'estomac et pesant 2 livres. Guérison.

8. *Cas de Schulten*[3]. — F..., trente ans. Bonne santé habituelle, depuis un an, fièvre légère avec douleurs gastriques et vomissements. Tumeur gastrique ronde, mobile et dure, diagnostiquée rein mobile. Incision lombaire comme pour une néphrotomie, puis se transforme en incision de l'estomac qui permet d'extraire une tumeur vert noirâtre, composée de poils de vache. La malade travaillait comme fileuse de poils de vache pour faire des souliers ; en humectant ses doigts, elle avalait de petits fragments de poils, qui, à la longue, ont formé une tumeur dans son estomac.

9. *Cas d'O'Hara*[4].— F... Jeune fille de vingt-deux ans. On diagnostique kyste hydatique de l'épiploon ou rein

[1] Berg, *Nord med. Archiv.*, 1887. Bd. XIX.
[2] Thornton, *Lancet*, 1886, vol. I, n. 2,
[3] Schulten, *Finska locaceranocapets Handlinget*. Bd. XXXVII, pp. 477-484.
[4] O'Hara, *Wiener klin. Woch.*, 1895, n. 5.

mobile. Douleurs constantes. Accès de délire au cours d'une grippe pendant laquelle elle mange ses cheveux.

Tumeur du volume d'une noix de coco. Pas de troubles gastriques. Gastrotomie. Tumeur pileuse remplissant presque tout l'estomac et pesant 2 livres anglaises. Guérison parfaite. Pas de signe de dérangement mental.

La pièce a été présentée à la Société anatomique par M. F. Cathelin et déposée au Musée Dupuytren de Paris, sous le n° 1032 nouveau.

10. *Cas de Swain*[1]. —F... vingt ans, amenée à l'Hôpital pour une tumeur abdominale qu'elle a ignorée jusqu'à une quinzaine de jours avant son entrée. A partir de quinze ans, vomissements durant vingt-quatre heures. Tumeur solide, mobile litéralement, située en travers de l'abdomen, depuis le rebord costal jusque dans le bassin. Le diagnostic hésite entre tumeur du péritoine ou hypertrophie splénique. Gastrotomie. Tumeur ferme avec deux prolongements, l'un œsophagien, l'autre pylorique. Guérison. La malade avoua avoir, à plusieurs reprises, avalé des cheveux.

11. *Cas de Stelzner*[2]. — F..., dix-huit ans. Le diagnostic de tumeur pileuse fut fait par commémoration du cas de Schönhorn. Dès l'âge de onze ans, la malade avait l'habitude, avec ses camarades d'école, de casser ses cheveux en les mordant et de les avaler. La tumeur était mobile dans l'estomac, ce qui facilita le diagnostic.

[1] Swain, *Lancet*, 1895, I, 1581-1582.
[2] Stelzner, *Centralbl. f. Chir.*, 1896, n° 31.

Gastrotomie. Tumeur de la grosseur d'un œuf d'oie et ayant la forme d'un rein. Il est à remarquer que la tumeur était de couleur noire, alors que les cheveux de la malade étaient blonds ; cette modification serait due à la solution de nitrate d'argent que la malade prenait souvent. Guérison.

12. *Cas d'Allen*[1]. — F.,., seize ans. Douleurs après les repas, vomissements fréquents, amaigrissement, alternatives de diarrhée et de constipation. A l'examen, tumeur dans la région épigastrique, de forme ovale et mobile de droite à gauche, dure comme de l'os et indolore sous une pression modérée. On élimine le diagnostic de tumeur maligne à cause de l'âge et on pense à un rein ou une rate mobile.

Laparotomie exploratrice qui conduit à une gastrotomie. Tumeur pileuse remplissant complètement l'estomac ; son diamètre était 9 pouces 1/2, sa longueur 17 pouces, sa circonférence au niveau du pylore était de 8 pouces 1/2, à la grande courbure 8 pouces 1/2, au cardia 5 pouces 1/2. Guérison.

13. *Cas de Jacobson*[2]. — F.,.. onze ans. Troubles gastriques, vomissements muqueux. En avril 1899, gonflement de l'abdomen et coliques violentes, surtout

[1] Allen, *Jour. Am. med. assoc. Chicago*, 1896, XXVI, 199-201.

[2] Jacobson, *Medical News*, 1900, rapporté par Talamon, in *Médecine moderne* du 13 mars 1901, p. 82, où l'on trouve en outre l'histoire d'une jeune modiste de dix-huit ans, observée à l'hôpital Bichat, qui, dans un mois, avait mangé tout son fichu de laine

la nuit, localisées à gauche de l'ombilic. A l'examen, tumeur dure, légèrement nodulaire, très mobile et dont le bord inférieur se trouve à une ligne de l'ombilic. L'extrémité supérieure ne pouvait être nettement délimitée. Son diamètre, en longueur, est de 6 pouces environ. Il existe une zone de résonnance tympanique entre la tumeur et le foie. Laparotomie qui révèle une tumeur intra-stomacale ; par suite, gastrotomie qui donne issue à une tumeur de couleur noire et constituée par des cheveux. Guérison.

La malade avoua que, depuis quelque temps, elle avait contracté l'habitude de mordiller les boucles de ses cheveux et de les avaler pour se procurer, disait-elle, par leur passage dans l'estomac, une sensation de chatouillement très agréable. La tumeur se moulait sur la cavité de l'estomac ; le prolongement pylorique rencontre le prolongement cardiaque presque à angle droit et c'est à peine si on peut dire qu'elle décrit une courbe ; elle mesurait 13 pouces de long sur 2 pouces 1/2 de large et 2 pouces 1/4 d'épaisseur et son poids total était de 500 grammes.

B. **Tumeurs gastro-duodénales, duodénales et jéjunales.**

1. *Cas de Baudamant*[1]. — Enfant de dix ans qui avait l'habitude de manger des cheveux et tous les poils qu'il rencontrait. Il fut pris de douleurs vives,

[1] Baudamant, *Ancien Journal de med. et de chir.*, juillet. 1779, t. III, p. 507.

puis de coliques violentes avec vomissements visqueux et diarrhée glaireuse qui l'affaiblirent et amenèrent la mort. A l'autopsie, l'estomac est ouvert, il renferme une masse volumineuse moulée sur les deux culs-de-sac de l'estomac qu'elle occupait principalement, et un appendice de la même masse se prolongeait jusqu'au pylore, puis dans le duodénum et le jéjunum. La tumeur fraîche pesait 2 livres. 1 once, desséchée 12 onces ; elle était formée de couches concentriques. Au centre de cette masse était un noyau de cerise. Prolongement duodénal.

2. *Cas de Mermet* (d'Hauteville[1]). — F..., dix-sept ans. Pendant trois ans, vomissements alimentaires, fièvre par accès, dysménorrhée. A l'examen, tumeur volumineuse épigastrique, dirigée obliquement dans le sens de l'estomac et se prolongeant dans le petit lobe du foie, dure, indolente et complètement mobile. Mort.

A l'autopsie, l'estomac est entièrement rempli par une masse dure et compacte qui va de la partie inférieure de l'œsophage jusque dans le duodénum et la partie supérieure du jéjunum. Cette masse était recouverte d'un enduit gluant et grisâtre et colorée en jaune par la bile dans sa partie inférieure. Elle était constituée par des cheveux très bien feutrés autour d'une pelure de châtaigne comme noyau. La tumeur avait obstrué les voies digestives et amené la mort par inanition.

[1] Mermet, *Journ. gén. de méd. et de chir.*, Paris, 1813, p. 147-153.

3. *Cas de Pollock*[1]. — F..., dix-huit ans, de santé délicate, d'apparence maladive. Fonctions irrégulières de l'intestin. Appétit capricieux. Fréquentes nausées. Tumeur de la région épigastrique, solide, peu mobile, augmentant tous les jours de volume, indolore à la pression. Les douleurs spontanées s'accroissent, la tumeur augmente de volume et subitement la malade tombe en collapsus et meurt. L'autopsie montre un léger épanchement séro-purulent, intra-péritonéal, des adhérences intestinales. En ouvrant l'estomac et l'intestin, on trouve des masses de cheveux et de ficelles dans l'estomac très dilaté, la masse occupe surtout la grande courbure et se prolonge en s'effilant dans le pylore. Longueur : 6 pouces, largeur : 3 pouces 3/4, épaisseur 2 pouces 1/2.

La seconde tumeur pileuse se moule sur la fin du duodénum et le commencement du jéjunum ; comme la précédente elle est composée de poils et de ficelle. Longueur : 14 pouces, largeur : 2 pouces 1/4, épaisseur 2 pouces 1/2. C'est depuis l'âge de trois ou quatre ans que la malade avalait des cheveux.

4. *Cas de Godfrey*[2]. — F..., trente-deux ans. Dès le début de sa troisième grossesse, se met à vomir les aliments puis des matières verdâtres ; de violentes douleurs abdominales survinrent et la malade après avoir accouché à sept mois d'un fœtus presque mort, suc-

[1] Pollock, *Trans. pathol. Soc.*, Londres, 1851-1852, III, 327-328, et cité par le professeur Jeannel, *in* Pathologie du duodénum, *Arch. prov. de chir.*, 1901.

[2] Godfrey, in W. Gull, *Transac. clin. Soc.*, Londres, 1871.

comba à une péritonite. L'autopsie fit voir un abdomen rempli de matières fécales, une perforation du duodénum, l'adhérence du côlon et du duodénum ; dans l'estomac, on trouve une grosse masse de cheveux, de ficelle, de fil de laine et de coton. Les cheveux étaient de plusieurs couleurs, car elle avalait les siens et ceux de ses enfants. Le poids de la masse était de 5 onces 3/4.

5. *Cas de Bollinger*[1]. — F..., seize ans. Deux ans avant sa mort « catarrhe gastrique chronique » anorexie, vomissements fréquents, douleurs abdominales ; puis diarrhée continuelle, anasarque et ascite. De l'examen d'une tumeur volumineuse et dure siégeant à l'épigastre, on conclut à une néoplasie maligne. Mort d'inanition. La nécropsie fit constater la présence d'une tumeur égragopile remplissant estomac et duodénum, tous deux distendus.

6. *Cas de Schopf*[2]. — F..., douze ans. Depuis deux ans, diarrhée, nausées, vomissements. Diagnostic : tumeur de la rate. Opération. On reconnut que la tumeur appartenait à l'estomac. On fit la gastrotomie et on trouva une tumeur reproduisant la forme de l'estomac se prolongeant jusque dans le duodénum. Circonférence maxima 26 centimètres ; poids 160 grammes. Elle était constituée par des cheveux blonds de 30 centimètres de long et par d'autres poils plus courts (3 centimètres) forts et noirs. Ces poils provenaient d'un chien avec lequel l'enfant jouait souvent.

[1] Bollinger, *Munch. med. Woch.*, 1891.
[2] Scopf. *Wien. klin. Woch.*, 1899, n° 46.

Cas de Herbert A. Bruce (de Toronto[1]). — F..., vingt-six ans, portant dans l'hypocondre gauche une tumeur ne donnant lieu à aucun malaise spécial. Elle s'en aperçut deux mois avant la naissance de son premier enfant. A l'opération on trouve une tumeur intrastomacale avec prolongement duodénal. Quitte l'hôpital guérie au bout de vingt jours. Tumeur de 24 pouces de long et de 2 pouces de diamètre allant en pointe du côté duodénal. Pas d'hystérie.

8. *Cas de M. Siraud* (de Lyon[2]). — Jeune fille, seize ans, très névropathe, présentait depuis quinze mois une tumeur abdominale allongée verticalement depuis les fausses côtes gauches jusqu'au niveau de la ceinture pelvienne.

Dure, lisse, régulière, cette tumeur un peu mobilisée par les mouvements respiratoires était très mobile dans le sens transversal et fixée imparfaitement par la contraction des muscles des parois abdominales.

Elle était mate à la percussion, au moins, à sa partie moyenne car sur les bords de la masse la sonorité apparaissait. La matité ne se continuait ni avec celle de la rate, ni avec celle du foie. L'indolence était absolue; seules la palpation ou la mobilisation de la tumeur provoquaient quelques douleurs à l'épigastre et des nausées. Le toucher vaginal pratiqué prudemment montrait l'intégrité des organes pelviens.

Les signes fonctionnels déterminés par la présence

[1] Herbert A. Bruce (de Toronto), *The Canada Lancet*, novembre 1901.

[2] M. Siraud, *Soc. de chir. de Lyon*, juin 1901.

de cette tumeur étaient peu marqués. Il n'existait aucun symptôme de compression. La malade a signalé quelques vomissements survenant la nuit, sans grands efforts, vomissements aqueux ou glaireux, peu abondants.

L'appétit est conservé, les fonctions intestinales régulières. La malade accuse un amaigrissement assez marqué depuis quatre mois. Elle n'a jamais eu de fièvre ni de sueurs; les poumons, le cœur, les reins sont intacts.

Elle a consulté plusieurs médecins qui ont porté les diagnostics suivants : fibrome de la paroi abdominale péritonite tuberculeuse, enkystée, splénomégalie, kyste du pancréas.

Ce dernier diagnostic parut le plus rationnel, en raison du siège de la tumeur, de la zone de sonorité qui est au devant d'elle et de la situation de l'estomac qui paraît la recouvrir; toutefois l'insufflation de ce viscère n'a pu être pratiquée, la malade s'y refusant absolument.

Une laparotomie sus et sous-ombilicale est pratiquée; dès l'ouverture du péritoine se présente l'estomac abaissé, très vertical; au travers de la paroi antérieure, on sent une tumeur de consistance dure qui semble être située derrière l'estomac. Une boutonnière est pratiquée sur le feuillet intérieur du grand épiploon ; l'arrière-cavité des épiploons est vide.

Il n'existe pas de kyste du pancréas. En réclinant l'estomac, la tumeur perçue à travers la paroi antérieure est encore sentie à travers la paroi postérieure. En déplaçant l'estomac on déplace la tumeur. De celle-ci est incluse dans la cavité stomacale.

Immédiatement est pratiquée une gastrotomie antérieure, large de 6 à 7 centimètres. Par l'ouverture se montre une masse noire ressemblant à un kyste dermoïde. Elle est extraite en totalité et apparaît comme un véritable moule de la cavité stomacale, composé de poils ou de cheveux noirs tassés et parfaitement agglomérés, imbibés de suc gastrique d'odeur aigre caracté-

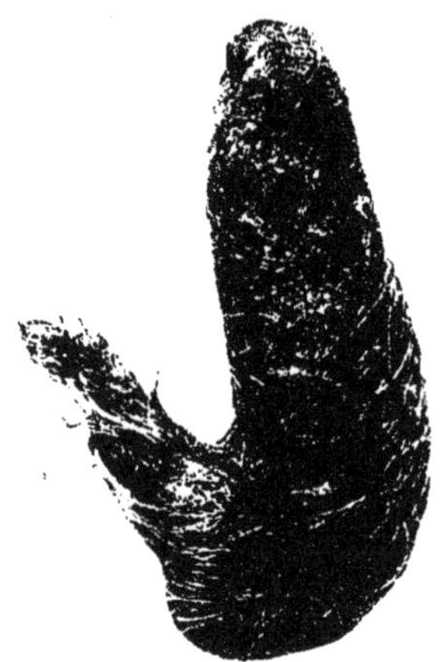

ristique. Cette pièce est cylindrique. Son extrémité supérieure est arrondie et répond parfaitement à la grosse tubérosité de l'estomac. Son extrémité inférieure est infléchie comme le pylore. Elle se rétrécit et se termine par un pinceau de poils qui était engagé dans le duodénum. Le bord droit est concave comme la petite courbure, tandis que le bord gauche est convexe.

La pièce entière pèse 765 grammes, son grand axe vertical mesure 28 centimètres, son épaisseur est de 7 centimètres.

La paroi antérieure de l'estomac est suturée à trois plans muqueux, musculeux, séreux, avec des fils de soie. Les suites opératoires furent simples. La température ne dépassa jamais 38 degrés et la guérison fut obtenue au bout de dix jours.

L'examen de la pièce ne laissait aucun doute. Il s'agissait à coup sûr d'un corps étranger de l'estomac, d'un intérêt unique en raison de sa composition, de son volume et de la tolérance parfaite avec laquelle il avait été gardé jusqu'à ce jour.

Mais quelle était la genèse d'un semblable corps étranger ?

La malade pressée de questions finit par avouer que, depuis quatre ans, elle avait contracté la singulière habitude d'avaler les corps étrangers tels que : du papier, des médailles et des cheveux.

Atteinte de desquamation pelliculaire du cuir chevelu avec chute de cheveux, elle recueillait précieusement ses cheveux et les avalait. Souffrant d'insomnie, elle trompait la longueur des heures de la nuit en arrachant ses cheveux qu'elle *avalait par distraction !*

Cette jeune fille est d'ailleurs hystérique avérée : elle présente quelques stigmates caractéristiques (prurit cranien, ovaralgie, anesthésie pharyngienne, diminution du champ visuel).

Bien que n'ayant jamais eu de crises convulsives, elle est d'un caractère irritable ; à plusieurs reprises, elle eut des périodes d'anesthésie et de délire.

La veille de l'intervention, elle fut conduite à la salle d'opérations pour y être examinée.

De retour à son lit, elle fut prise de délire, ne se rappelant plus avoir subi un examen médical mais affirmant s'être présentée devant des garçons épiciers !

A ces faits nous ajouterons la relation de deux pièces, provenant du musée pathologique de l'Université de Mac-Gill, de Montréal, et présentées par M. Cathelin, qui en avait reçu une lettre manuscrite. Ces pièces ont une forme sphérique, l'une de la grosseur d'une tête fœtale, l'autre un peu plus petite, constituées toutes deux de longs cheveux de femme. Dans l'une, les cheveux sont très fortement serrés, faisant un corps très solide et très dur ; dans l'autre, les cheveux sont moins unis, faisant un corps plus mou. Ces spécimens proviennent de deux autopsies et on ne signale pas de symptômes particuliers avant la mort. Une des deux femmes était une jeune fille hystérique.

Il est enfin trois observations que nous n'avons pu classer parmi les précédentes, parce que les détails précis sur le siège de la tumeur font défaut. Ce sont les cas de Crawford, de Hebershen et de Langdondown.

9. *Cas de Crawford*[1]. — F..., vingt-trois ans, A l'âge de treize ans, s'arrachait les cheveux, les mâchait et les avalait pendant quatre ou cinq mois. Bientôt après, elle commença à souffrir sous les fausses côtes dans la région de la rate et de l'estomac. On pensa à une tumeur de la rate. Dans un vomissement elle rejeta une concrétion de la grosseur d'une noix et contenant des cheveux dans son intérieur. Quelques

[1] Crawford, *The Lancet*, 1852, et *Journal de Lucas Championnière*, 1851.

jours après, nouveau rejet par vomissement, d'une nouvelle concrétion ; deux mois plus tard, elle rendit par l'anus un gros paquet de cheveux et, depuis lors, la santé se rétablit.

10. *Cas de Hebershen.* — Dans lequel une masse de cheveux fut trouvée dans l'estomac reproduisant exactement le moule de l'organe.

11. *Cas de Langdondown.* — L'enfant est idiot et meurt d'obstruction intestinale causée par une grosse tumeur pileuse dans le jéjunum.

Tels sont les faits qui vont nous aider à tracer les signes cliniques de cette affection.

CHAPITRE II

ÉTIOLOGIE — ANATOMIE PATHOLOGIQUE — SYMPTOMATOLOGIE

A. Étiologie.

Si sur les vingt-neuf cas rapportés dans les pages qui précèdent nous considérons le sexe et l'âge, nous constaterons que la femme, et la femme jeune surtout, l'emporte de beaucoup ; nous ne trouvons en effet que quatre observations ayant rapport à des hommes.

Et, parmi les vingt-cinq cas restants, nous ne trouvons qu'une femme qui soit d'un âge déjà avancé (cinquante-six ans).

En général, ce sont des chlorotiques névropathes, des hystériques, des idiots, des aliénés qui poussés par une sorte de passion, voire même pour goûter un plaisir inexplicable, se livrent plus ou moins longtemps à cette bizarre manie d'avaler leurs propres cheveux, ceux de leurs enfants ou même des poils d'animaux. Quelques-uns de ces malades ont parfaitement conscience de leur acte, y recherchent une sorte de sensation agréable, tout comme d'autres le font en introduisant des corps étrangers dans l'urètre, l'utérus ou le rectum. Mais elles se dissimulent pour accomplir leur acte et égarent le diagnostic par leurs réponses mensongères, ne se résignant souvent à un aveu qu'en présence du corps du délit qu'a décelé l'opération.

B. Anatomie pathologique.

D'une façon générale ces tumeurs, par suite de leur séjour le plus souvent prolongé dans l'estomac, revêtent la forme de cet organe, se moulent sur lui et présentent les inflexions, les rétrécissements, les saillies du viscère.

De même que le bol alimentaire avant de passer dans le duodénum subit un brassage complet dans l'estomac, de même ces tumeurs sont en quelque sorte « brassées » dans la cavité stomacale, ce qui rend leur surface unie et régulière.

Nous connaissons les dimensions qu'elles peuvent mesurer et le poids qu'elles peuvent atteindre ; nous rappellerons pour mémoire les observations de MM. Siraud et de Berg, dans lesquelles nous trouvons une tumeur de 765 grammes et l'autre de 900 grammes.

Brune ou noirâtre, telle est la couleur de ces égragopiles, mais à la coupe on remarque que c'est uniquement la surface extérieure, celle qui est en rapport avec la muqueuse stomacale qui est colorée ; en allant vers le centre, les diverses couches nous présentent en effet une teinte plus pâle.

Nous pouvons trouver encore une diversité de couleur plus accentuée et plus variée, témoin le cas rapporté par Godfrey où la masse de cheveux était constituée par ceux de la mère et de ses deux enfants.

Ces tumeurs nous présentent une structure presque toujours identique. C'est en général un feutrage de poils assemblés autour d'un noyau central ou même sans noyau.

Celui-ci est constitué soit par un noyau de cerise, soit par une pelure de châtaigne ou un grain de raisin, et la tumeur reste donc ainsi dans le cas des calculs des autres organes.

A côté de ces égragopiles purs, il en est d'autres qui renferment à la fois des poils et des fibres végétales; rien ne diffère dans leur structure et nous pourrons les désigner égragopiles mixtes.

La paroi de l'estomac reste longtemps indemne malgré la présence des corps étrangers. Ce n'est qu'à la longue et après plusieurs années, alors que l'égragopile a atteint le plus souvent un volume considérable, qu'elle s'ulcère et peut donner lieu à des perforations et l'irruption des matières dans la grande cavité péritonéale.

C. **Symptomatologie.**

Il est difficile de donner à ces tumeurs égragopiles une symptomatologie spéciale, les troubles provoqués rentrant dans le cadre de divers corps étrangers de l'estomac. C'est pourquoi nous sommes le plus souvent dans l'indécision la plus complète, et si nous ajoutons à cela l'état mental de nos malades qui sont névropathes, hystériques, idiots ou épileptiques, on comprendra la difficulté d'avoir des renseignements précis, l'impossibilité parfois d'obtenir quelques réponses qui facilitent nos recherches et aident au diagnostic.

Ajoutons encore que la plupart de nos malades, en pleine conscience de leur état, se renferment, par une sorte de honte, dans un mutisme volontaire et souvent, par leurs réponses mensongères, contribuent encore à égarer le diagnostic.

D'autre part, la tolérance de l'estomac à l'égard des corps étrangers est telle que ceux-ci peuvent y séjourner pendant un temps assez long sans déterminer de troubles graves.

Ce n'est souvent qu'après plusieurs mois, plusieurs années même, après l'ingestion de poils ou de cheveux, que le malade se plaint de douleurs vagues au niveau de l'épigastre ; des vomissements alimentaires se produisent d'une façon continue ou sous forme d'accès ou à l'occasion d'un effort, ou au moment des digestions.

Ces vomissements, se reproduisant fréquemment, finissent à la longue par altérer la santé du malade, et, malgré les quelques rémissions apportées par une médication appropriée, les symptômes augmentent d'acuité, la douleur épigastrique s'accentue, l'état général du malade est mauvais, et souvent on voit apparaître des symptômes de péritonite qui emporteront rapidement le malade, si une gastrotomie n'a pas été pratiquée à temps.

Ce sera souvent aussi l'obstruction intestinale qui évoluera avec une telle rapidité qu'elle ne donnera pas le temps de faire l'entérotomie salutaire, témoins les cas de Cobbold, Godfrey, Bert, Pollock, Mermet, Bucknil.

Comme on le voit, les signes fonctionnels ne sont pour nous la source d'aucun renseignement précis et n'ont rien de caractéristique, la douleur, les vomissements répétés peuvent nous faire penser quelquefois à une sténose pylorique.

Voyons si nous pourrons, par l'examen des signes physiques, arriver à tracer un tableau clinique.

Dans le creux épigastrique, on trouve une tumeur localisée sous le rebord costal gauche, tumeur *excessivement mobile* dans tous les sens et ne provoquant pas de douleur vive. Cette mobilité est un signe particulier sur laquelle nous arrêterons notre attention, car elle permet quelquefois à la tumeur de se loger par la pression sous les fausses côtes et d'y demeurer cachée; nous entendons ici une tumeur de petit volume.

De plus, à la palpation, nous avons la sensation d'une masse uniformément dure, facile à délimiter.

Si cette masse siège uniquement dans l'estomac, elle revêtira la forme de l'organe, et la palpation combinée à la percussion nous en feront sentir tous les contours.

Si, cela n'est pas rare, nous trouvons une tumeur qui s'étend dans le sens transversal, occupant à la fois l'estomac, le duodénum et les premières anses du jéjunum, témoin le cas rapporté par Herbert A. Bruce (de Toronto), cas dans lequel la tumeur avait un prolongement s'étendant dans tout le duodénum. Nous avons là un caractère qu'on ne retrouve dans aucune des autres tumeurs de la région.

Enfin, on a insisté sur la présence d'une zone de sonorité entre le foie et la tumeur, mais elle paraît inconstante, car elle n'a été signalée que deux ou trois fois.

A la longue, cette tumeur finit par déterminer des

phénomènes réactionnels du côté du tube digestif : vomissements alimentaires muqueux, bilieux, des hématémèses, des alternatives de diarrhée et de constipation ou même de la diarrhée chronique (Allen, May, Bollinger, Schreiber, Mermet).

L'état général de la malade devient de plus en plus mauvais ; elle s'amaigrit, perd ses forces et bientôt la mort vient mettre un terme à ce mauvais fonctionnement des voies digestives et intestinales.

Cependant il arrive parfois qu'après une période d'acuité les phénomènes réactionnels s'amendent peu à peu, et la malade a l'illusion de la guérison, illusion trompeuse à laquelle un dénouement fatal ne tarde pas à mettre fin.

Il existe cependant un cas de guérison spontanée, celui de Crawford, où la malade, dans un premier vomissement, rend une sorte de calcul de la grosseur d'une noix, renfermant des cheveux dans son intérieur, rejette, quelque temps après, une nouvelle concrétion, et, plus tard, un gros paquet de cheveux par l'anus, après quoi la santé se rétablit.

CHAPITRE III

DIAGNOSTIC ET PRONOSTIC

A. Diagnostic.

Il est difficile de trouver dans les signes physiques et fonctionnels que nous venons de passer en revue des éléments suffisants pour établir le diagnostic de tumeurs égragopiles.

C'est presque toujours à la rate ou au rein mobile que l'on pense (Allen, Schreiber, Schonhorn, Schulten), souvent aussi au cancer de l'estomac (Bert, May, Bollinger), ce qui s'explique bien dans ce dernier cas par le siège de la tumeur, sa forme, sa consistance dure et le mauvais état général.

On a encore fait d'autres hypothèses, et Bert pensa à une tumeur du côlon ascendant. M. Siraud examina à tour de rôle les divers diagnostics de fibrome de la paroi abdominale, de péritonite tuberculeuse enkystée, de spléno mégalie et de kyste du pancréas.

C'est, le plus souvent, à la laparotomie exploratrice qu'il a fallu demander la solution du problème.

Comme on le voit, il est et il sera très difficile de faire le diagnostic des égragopiles avant l'opération. — Il semble cependant qu'en présence d'une tumeur siégeant au creux épigastrique et douée d'une *mobilité extrême* dans tous les sens, pouvant, par la pression, disparaître sous les fausses côtes, et ce sans douleur vive pour la malade, il nous semble, disons-nous, qu'on pourra avoir l'esprit dirigé vers l'hypothèse d'un corps étranger. — Et si par hasard nous avons la bonne fortune de faire avouer à la malade sa bizarre manie, nous pourrons arriver ainsi au diagnostic exact.

Mais si la tumeur, au lieu d'être cantonnée exclusivement dans la cavité stomacale, envoie un prolongement duodénal, voire même jéjunal, nous ne constaterons plus cette mobilité, ni cette disparition momentanée de la masse derrière les fausses côtes.

Force donc nous sera de recourir à d'autres moyens d'investigation qui nous permettent d'établir un vrai diagnostic.

Jadis on aurait pu pratiquer la gastro-diaphanie qui consiste à placer dans l'estomac une source lumineuse suffisamment intense pour que, dans une pièce obscure, les rayons lumineux perforent les parois et arrivent à l'extérieur.

Ce fut Millot, médecin français, qui, en 1867, fit les premières recherches sur la gastro-diaphanie, et, par des expériences cadavériques, montra que l'on pouvait par ce moyen voir des épaississements de paroi des tumeurs. Son idée fut reprise par Einhorn qui, en 1889, fit, à New-York, le premier examen sur le vivant. Heryng et Reichmann, en 1892, abordèrent à leur tour cette question et l'étudièrent sous le nom de diaphanoscopie.

Leur appareil se compose d'une sonde un peu grosse

portant à son extrémité gastrique une petite lampe électrique à laquelle aboutissent deux fils contenus dans la sonde. Un courant d'eau passe autour de la lampe et la refroidit de manière à ce qu'elle ne puisse pas brûler l'estomac. Après avoir rempli l'estomac d'eau et placé le malade dans une pièce obscure, on allume la lampe. On aperçoit alors une zone rouge clair au niveau de la région de l'estomac, dès bandes noirâtres se détachent : ce sont les côtes. Les droits abdominaux forment une bande légèrement sombre ; au contraire, l'ombilic est lumineux. On peut délimiter le bord du foie. — S'il existe une tumeur, on a une tache sombre qui indique une opacité plus grande.

En Allemagne, cette méthode a été étudiée par Küttner, Jacobson, Rosenheim. — En France, elle n'a guère été utilisée que par Chauffard. — Les avis sont encore très partagés sur l'utilité de ces recherches. Tandis que les uns voient là une méthode d'examen excellente, d'autres disent qu'elle est insuffisante et expose à des causes d'erreur incessantes.

La gastroscopie de Mickulicz, qui a pour but de voir l'intérieur de l'estomac, aurait été également applicable, car elle a donné des renseignements exacts à son auteur qui, par ce moyen, a pu dans un cas porter le diagnostic de cancer du pylore et vérifier ensuite son exactitude par une intervention opératoire.

Collin et Trouvé ont même construit des explorateurs qui, maniés avec précaution, ont donné d'utiles renseignements.

Mais l'emploi de ces divers appareils n'est pas devenu de pratique courante, et nous ne pouvons, à l'heure actuelle, en apprécier les avantages.

L'insufflation de l'estomac pratiquée avec le tube de Faucher, qui permet de mesurer avec précision la distension de cet organe dans le cas de dilatation, ne serait pour nous que d'une médiocre utilité.

La cavité du viscère remplie par la masse de cheveux ne peut plus subir de dilatation, et pareil examen ne peut être que négatif.

La méthode qui nous paraît préférable, c'est la radiographie stomacale. Elle a déjà fait ses preuves pour les corps étrangers de l'estomac. Grâce à elle, Deaver a pu déterminer la situation intra-stomacale d'une épingle de sûreté avalée ouverte par un enfant de quatorze mois.

Dans ces derniers temps on a cherché aussi à utiliser les rayons X pour étudier la forme et les mouvements de l'estomac. MM. Roux et Balthazard donnent dans ce but à un sujet à jeun, 15 à 20 grammes de sous-nitrate de bismuth en suspension dans 100 grammes d'eau (le sous-nitrate de bismuth, sel insoluble, non toxique est très opaque aux rayons X même sous une faible épaisseur). L'ampoule étant placée en arrière et à gauche du sujet debout, si on se place en face de lui avec un écran fluorescent, on voit apparaître comme une tache sombre la partie inférieure de l'estomac.

Lindemann, introduisant dans l'estomac une sonde molle ordinaire à l'intérieur de laquelle on a mis un fil de cuivre fin et fixant sur l'ombilic une pièce de monnaie, a fait la radiographie de l'abdomen.

Enfin, tout récemment, Boas et Lévy Dorn ont fait ingérer aux malades de petites capsules de celluloïde de 2 centimètres de long sur 1 cm. 2 d'épaisseur, remplies de bismuth.

En faisant l'examen fluoroscopique presque immédiatement après l'injection de la capsule on peut suivre ses mouvements dans l'estomac.

Devant ces merveilleux résultats, il nous semble que les rayons X pourraient aisément nous faciliter à faire le diagnostic des tumeurs égragopiles. Nous connaîtrons d'une façon précise le siège, la forme du corps étranger gastrique ou gastro-duodénal, ce qui nous facilitera beaucoup pour l'interrogatoire de notre malade.

B. **Pronostic.**

Les égragopiles insoupçonnés pendant la vie du malade ou faussement diagnostiqués, non opérés en tous cas, « véritables trouvailles d'autopsie » ont toujours abouti à la mort. Celle-ci survenait soit subitement à la suite d'une rupture de l'estomac ou du duodénum suivie de péritonite généralisée, d'occlusion intestinale, soit lentement après des mois et des années de souffrance, de troubles digestifs d'une acuité intense, d'amaigrissement considérable, d'anasarqne, de cachexie ultime.

Mais cette mortalité a de beaucoup diminué et le pronostic était bien meilleur à envisager depuis l'avènement de la laparotomie exploratrice.

Grâce à cette opération préliminaire, on a pu pratiquer la gastrotomie d'emblée, soit la gastrotomie, et tous les cas opérés ont été suivis d'une guérison assez rapide.

CHAPITRE IV

TRAITEMENT

C'est donc à la laparotomie que nous nous adresserons désormais pour l'extraction des égragopiles. Nous ne vivons plus au temps ou Cliquet parlait de « l'opération redoutable de l'entérostomie » qui ne se pratiquait que « lorsque des accidents avaient apparu ».

On faisait alors de la thérapeutique de symptômes contre les vomissements et la douleur et, si l'on percevait à la palpation une tumeur mobile soupçonnée corps étranger, on ordonnait des purgatifs.

Avec la radiographie, nous pouvons arriver à un diagnostic exact et, notre diagnostic posé de tumeurs égragopiles, nous agirons pour ces dernières comme pour celles d'un corps étranger banal, tel que fourchette, couteau, etc.

Loin de nous la pensée de compter sur une issue spontanée à travers le tube intestinal, de ces corps qui, comme nous le savons, présentent une surface régulière lisse, sans aspérités. Nous avons pu constater dans les observations que nous avons passées en revue qu'il n'en existe qu'un seul cas qui ait eu une terminaison aussi heureuse ; pour tous les autres, la tumeur est restée franchement gastrique, ou tout au plus a poussé un prolongement dans le duodénum, voire même dans les premières anses jéjunales. Nous ne devrons pas compter sur une issue spontanée de ces égragopiles, et ne pas temporiser ; dès que le diagnostic sera établi, nous devrons les considérer comme des corps étrangers de l'estomac et par conséquent les opérer.

Des nombreuses opérations pratiquées sur l'estomac nous n'en retiendrons qu'une pour le cas qui nous occupe, celle qui consiste à ouvrir la cavité stomacale et à en extraire le contenu, nous l'avons nommé, c'est la gastrotomie.

La gastrotomie, encore appelée taille stomacale, consiste uniquement dans l'ouverture simple de l'estomac et n'est pas toute opération s'accompagnant d'ouverture de l'abdomen, confusion qui a régné pendant longtemps et qu'on retrouve encore dans un travail de L.-H. Petit, en 1880.

Historique.

La gastrotomie est une vieille opération. « Florian Matthis (de Brandebourg) l'aurait pratiquée pour la première fois à Prague, en 1602, le premier jeudi après la Pentecôte. Il s'agissait d'un paysan bohémien qui avait l'habitude de se loger un petit couteau dans la gorge et qui se faisait fort d'avaler des liquides pendant qu'il gardait le couteau dans le pharynx ; un jour, aux fêtes de Pâques, il avala son couteau. »

Depuis cette époque la gastrotomie a été pratiquée à des intervalles variant de dix à vingt-cinq ans.

Dans la majorité des cas il s'agissait d'un corps

étranger dégluti, tel qu'un couteau, une fourchette, un dentier et, dans certaines circonstances, de véritables masses de cheveux formant un amas, une tumeur.

En dehors de ces cas, on a encore pratiqué la gastrotomie, comme opération préliminaire à la dilatation d'un rétrécissement de l'œsophage ou à la dilatation d'un rétrécissement du pylore.

Et, dans ces derniers temps, c'est à la gastrotomie que l'on a recours comme opération exploratrice pour inspecter *de visu* les lésions de l'intérieur de l'estomac pour exciser des ulcères, les cautériser, arrêter des hémorragies intra-stomacales et même pour extirper des tumeurs intra-stomacales pédiculées.

Opération.

La première préoccupation qui s'impose lorsqu'on veut ouvrir l'estomac, c'est de rechercher exactement la place du viscère. Quelques auteurs ne sont pas d'accord sur ce point. Suivant les uns, l'estomac a une direction transversale ; suivant d'autres, il est oblique en bas et à droite ; suivant d'autres enfin, il est complètement vertical.

MM. Terrier et Hartmann ont montré, d'après leurs recherches, que ce viscère offrait des rapports variables suivant qu'il se trouvait à l'état de réplétion ou de vacuité, suivant les déplacements et les dilatations pathologiques qu'il pouvait présenter.

« Cependant, disent ces auteurs, il nous a semblé d'une manière générale que la petite courbure affectait une direction presque verticale, le pylore venant se cacher sous le foie, la partie moyenne de la grande courbure venant se mettre en contact avec la paroi abdominale antérieure, et cela dans une étendue plus ou moins grande, suivant la dilatation plus ou moins grande de l'estomac, celle-ci s'effectuant principalement aux dépens de la portion de l'estomac intermédiaire à la grande tubérosité et à l'antre pylorique. »

Il est vrai que, dans le cas de corps étranger, il nous est souvent possible de sentir ce corps par la palpation. Mais nous devons à Ch. Labbé d'avoir établi d'une façon nette et précise pour l'opérateur les rapports de l'estomac avec la paroi abdominale.

Ces recherches conduisirent à cette conclusion que toujours ce viscère était en rapport direct avec la paroi antérieure de l'abdomen dans l'aire d'un petit triangle, limité à droite par le bord antérieur du lobe gauche du foie, à gauche par le rebord costal, à sa partie inférieure par une ligne transversale passant par les cartilages des neuvièmes côtes.

« Dès lors, L. Labbé conseille de faire une incision parallèle au rebord costal gauche, à 1 centimètre en dedans de ce rebord, incision de 4 centimètres », dont l'extrémité inférieure tomberait sur une ligne transversale passant par le cartilage des neuvièmes côtes, faciles à déterminer en comptant les côtes de haut en bas et en constatant, ce qui est vrai le plus souvent, que la côte immédiatement sous-jacente, la dixième, se meut et détermine un frottement spécial sur elle.

D'autres incisions ont été préconisées :

Hubner conseille d'inciser sur la saillie du corps étranger; Schwab, Caryoche sont d'avis de faire une incision sous les fausses côtes gauches ; Bell préconise une incision de la neuvième côte gauche jusqu'à l'ombilic.

De ces diverses incisions, il semble, de l'avis de la plupart des chirurgiens et notamment de Terner, Hartmann, Jalaguier et Guinard, que l'incision médiane est supérieure à toutes les autres.

Elle ne donne pas de sang pourvu qu'on ait soin de rester légèrement à gauche de la ligne médiane pour éviter la faux de la veine ombilicale ; elle permet de s'orienter facilement et peut être agrandie à volonté.

Cette ouverture de la paroi abdominale ou laparotomie étant faite, il est facile de rechercher l'estomac. Le plus souvent on l'a sous les yeux. S'il est rétracté, il suffit de se rappeler un rapport constant, véritable repaire indiqué autrefois par Sédillot, la face inférieure du foie. La petite courbure est toujours en rapport avec cette dernière. Il suffit alors de suivre la face inférieure du foie avec le doigt pour accrocher l'organe, et l'amener dans la plaie: c'est l'estomac que son mode de vascularisation et sa couleur nous feront facilement reconnaître. Une fois découvert, l'estomac est amené au contact de la plaie, et là, certains chirurgiens, par crainte d'un écoulement du contenu stomacal dans le péritoine, ont conseillé de fixer l'estomac dans la plaie par quelques points de suture, en un mot de faire une gastropexie. C'est ce que fit Labbé dans sa célèbre opération de l'homme à la fourchette, en 1876.

Mais le plus souvent ces préliminaires sont inutiles,

et une fois l'estomac attiré au dehors, après l'avoir libéré des adhérences s'il y en a, on le maintient, soit avec une pince mousse, soit encore, ce qui vaut le mieux, avec les doigts d'un aide, et on l'entoure de compresses, l'isolant ainsi des viscères voisins et offrant, de la sorte, une plus grande facilité à l'opérateur.

On l'incise alors au dehors du ventre, en évitant le plus possible les gros vaisseaux, qu'on pince au besoin, et qu'on lie s'ils viennent à être touchés. On incise de la sorte la séreuse et la musculeuse et, arrivé dans les couches profondes, on veille à ne pas décoller la muqueuse. Une fois incisée, on repère cette muqueuse avec des pinces, pour l'empêcher de se perdre dans la profondeur de la cavité du viscère.

On retire alors le corps étranger, puis on referme la plaie stomacale au moyen de sutures avec du fil de soie, faites en deux séries de points, l'une portant sur la muqueuse et la musculeuse, l'autre sur la musculeuse et la séreuse.

On refermera ensuite la paroi abdominale.

Le pansement ne présente rien de particulier. On saupoudrera la plaie d'aristol qu'on recouvrira de gaze aseptique et de coton, le tout maintenu par une bande de gaze. L'on soumettra la malade à la diète pendant les vingt-quatre ou quarante-huit heures qui suivront.

Puis on donnera du lait, des œufs, du bouillon, des soupes jusqu'au quatrième ou cinquième jour, après quoi on commencera une alimentation plus substantielle.

Pour être complet, nous dirons que les résultats de cette opération sont très satisfaisants et ne peuvent qu'engager les chirurgiens à la pratiquer toutes les fois qu'ils diagnostiqueront la présence d'un corps étranger dans l'estomac.

En effet, les 13 cas de tumeurs pileuses opérées ont tous été suivis d'une prompte guérison.

Conclusions

On devra donc désormais, les égragopiles n'étant plus une nouveauté, faire rentrer ces tumeurs dans le cadre des corps étrangers de l'estomac et les opérer comme tels.

On se rappellera que ces tumeurs s'observent le plus souvent chez des femmes jeunes, de jeunes filles d'une vingtaine d'années, la plupart hystériques, chlorotiques ou névropathes et qu'il faut, comme l'a dit assez justement Talamon, ranger ces cas parmi ceux de « manie obsédante ».

Au point de vue anatomo-pathologique, la tumeur pileuse reproduit le plus souvent la forme de l'estomac avec quelquefois un prolongement duodénal. Parfois, par son augmentation de volume à évolution lente, elle arrive à faire éclater les parois des viscères qui la renferment et provoquer des péritonites mortelles, au point qu'on est à se demander comment de telles tumeurs peuvent évoluer pendant une grande partie de leur existence chez ces malades sans provoquer chez eux des troubles digestifs graves, sans dénoter le moindre caractère pathognomonique qui puisse aider à un diagnostic précoce. En effet, les signes fonctionnels sont le plus souvent très peu marqués et bien insuffisants à eux seuls pour faire un diagnostic, et c'est à l'examen physique que viendront compléter les premières ressources de la radiographie qu'il faudra demander la solution de ce problème délicat. Grâce aux résultats de plus en plus merveilleux donnés par les rayons X, on éliminera d'emblée les diverses hypothèses plusieurs fois posées de tumeur rénale, épiploïque, splénique, pancréatique et pouvant affirmer notre diagnostic de tumeur égragopile ; il nous sera possible, par l'intervention chirurgicale, de débarrasser l'estomac de son contenu anormal et rendre aux malades une prompte guérison. Bien que, l'absence de renseignements et d'anamnèses soit un fait constant dans les cas de semblables tumeurs, car les malades n'avouent rien, nous formons l'espoir qu'à l'avenir ces tumeurs ne seront plus « des curiosités de biopsies ».

CONCLUSIONS

I. Il existe une variété rare de corps étrangers de l'estomac : ce sont les tumeurs pileuses ou égragopiles.

Ces corps étrangers ont été observés sur le vivant et, assez souvent, ce sont des trouvailles d'autopsie.

II. On en a publié jusqu'ici 29 cas dans la littérature scientifique.

Ils déterminent, suivant leur volume, soit des symptômes latents, soit de véritables symptômes d'occlusion intestinale.

III. Le diagnostic, souvent très difficile à faire, pourra cependant être aidé par la mobilité de la tumeur et surtout par la radiographie stomacale.

IV. Le pronostic de ces tumeurs pileuses est en général bénin, car elles sont justiciables de l'intervention.

La statistique opératoire démontre que, sur les 29 cas observés, 13 ont été traités chirurgicalement et ont donné 13 guérisons.

Les décés observés sont dus uniquement à ce que,

insoupçonnée ou faussement diagnostiquée, la tumeur pileuse amène la mort, soit par rupture de l'estomac, soit par occlusion intestinale et péritonite généralisée, consécutive.

BIBLIOGRAPHIE

ALLEN, Journ. Am. med., Assoc. Chicago, 1896, XXVI, p. 155, 201.

BAUDAMANT, Ancien Journal de médecine et de chirurgie, juillet 1879, t. III, p. 507.

BERG, Nord med. Archiv., 1887, Bd. XIX.

BEST, British med. Journ., London, 1869, I, p. 630.

BOLLINGER, Münch. med. Woch., 1891.

BUCKVILL, Cité par Poland.

CATHELIN, Bulletins et mémoires de la Société anatomique de Paris, 1902.

COBBOLD, J. ment. de Londres, 1886, XXXII, p. 52-56.

GODFREY, in W. gull Transact. clin. Soc., Londres, 1871.

O'HARA, Wiener klin. Woch., 1895, nr 5.

HERBERT A'BRUCE (de Toronto), The canada, Lancet, novembre 1901.

JACOBSON, Medical neus., 1900.

G. MAY JUN, Assoc. med. Journal, Londres, 1855.

MERIEL, Gazette méd. chirurg. de Toulouse, 1893, n° 1.

MERIEL, Gazette des hôpitaux civils et militaires, 1902.

MERMET, Journal génér. de méd, et chirurgie, Paris, 1813, p. 147-153.

POLAND, Pathol. transact., 1851-1852, p. 327.

POLLOCK, Trans. pathol. Soc. Londres, 1851-1852, III, p. 327 et cité par le professeur Jeannel, in Pathologie du duodénum. Arch. prat. de chirurgie, 1901.

Ritchie, Medico chirurg. Soc. of Edinburg, XXXVIII, session 1899.
John Russel, The medical Times (1869, 26 juin).
Schönhorn, Arch. f. klin. chir. V. Langenbeck, 1883, Bd. XXIV, p. 609.
Schulten Finska, Lacaceranscapets, Handlingat, Bd. XXXVII, p. 477-494.
Schopf, Wien. klin. Woch, 1899, n° 46.
Siraud, Soc. de chirurgie de Lyon, 1902.
Suman, Med. Times, 1869, t. II, p. 6.
Helzner, Centralb. f. Chir, 1896. n° 31.
Swain, Lancet, 1895, I, 1581-1582.
Terrier et Hartmann, Chirurgie de l'estomac.
Thornton, Lancet, 1886, vol. I, nr. 2.

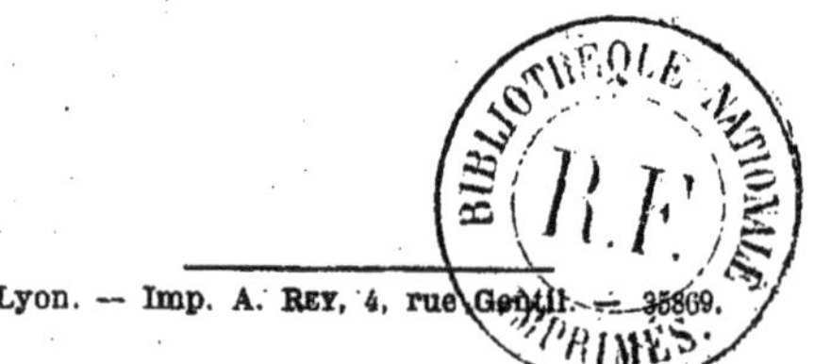

Lyon. — Imp. A. Rey, 4, rue Gentil. — 35869.

www.ingramcontent.com/pod-product-compliance
Ingram Content Group UK Ltd.
Pitfield, Milton Keynes, MK11 3LW, UK
UKHW021653260726
13994UKWH00003B/1450

9 782329 120133